守护肝脏：

了解肝硬化的真相

主　编　白飞虎

副主编　张大涯　黄士美

人民卫生出版社
·北京·

图书在版编目（CIP）数据

守护肝脏：了解肝硬化的真相 / 白飞虎主编.
北京：人民卫生出版社，2025.6.--ISBN 978-7-117
-38059-1

Ⅰ. R575. 2

中国国家版本馆 CIP 数据核字第 2025BH0422 号

人卫智网 www.ipmph.com	医学教育、学术、考试、健康，	
	购书智慧智能综合服务平台	
人卫官网 www.pmph.com	人卫官方资讯发布平台	

守护肝脏：了解肝硬化的真相
Shouhu Ganzang: Liaojie Ganyinghua de Zhenxiang

主　　编：白飞虎
出版发行：人民卫生出版社（中继线 010-59780011）
地　　址：北京市朝阳区潘家园南里 19 号
邮　　编：100021
E - mail： pmph @ pmph.com
购书热线：010-59787592　010-59787584　010-65264830
印　　刷：天津市光明印务有限公司
经　　销：新华书店
开　　本：889 × 1194　1/32　印张：2.5
字　　数：52 千字
版　　次：2025 年 6 月第 1 版
印　　次：2025 年 7 月第 1 次印刷
标准书号：ISBN 978-7-117-38059-1
定　　价：45.00 元
打击盗版举报电话：010-59787491　E-mail：WQ @ pmph.com
质量问题联系电话：010-59787234　E-mail：zhiliang @ pmph.com
数字融合服务电话：4001118166　E-mail：zengzhi @ pmph.com

编 委

陈　晨（海南医科大学第二附属医院）

曾　凡（海南医科大学第二附属医院）

黄显凤（海南医科大学第二附属医院）

黄瑜亮（海南医科大学第二附属医院）

陈润宇（海南医科大学第二附属医院）

李　达（海南医科大学第二附属医院）

吕燕婷（海南医科大学第二附属医院）

杜乙平（海南医科大学第二附属医院）

毛凤娇（海南医科大学第二附属医院）

莫　盈（海南医科大学第二附属医院）

周　硕（海南医科大学第二附属医院）

谢芸倩（海南医科大学第二附属医院）

姚奇岑（海南医科大学第二附属医院）

张晓冬（海南医科大学第二附属医院）

陈世锔（海南医科大学第二附属医院）

陈润祥（海南医科大学第二附属医院）

韦　玲（海南医科大学第二附属医院）

朱旭丽（鄂托克前旗人民医院）

赵　斌（鄂托克旗人民医院）

肝硬化是由多种病因引起的肝脏结构及功能障碍，是多种慢性肝病的终末阶段，其特征是慢性肝损伤引起的纤维化。肝硬化患者可能出现腹胀、胃肠功能紊乱、乏力、消瘦、面色晦暗、少尿、下肢水肿等症状，在病情严重的情况下，可能引起一些并发症，如肝性脑病、感染性肝炎、原发性肝癌、肝肾综合征以及门静脉血栓形成等。肝硬化不仅让患者深受其苦，更给其家庭、社会乃至国家带来沉重的压力。作为肝病大国，我国每年有约 700 万人患有肝硬化，面临着尤为严峻的肝硬化防治任务。科学普及肝硬化的相关知识，揭开肝病的神秘面纱刻不容缓，对帮助公众了解肝硬化的真相，具有重要意义。

为了更有效地助力公众防治肝硬化，编者们凭借多年积累的临床经验结合自身的理论知识，经过悉心编纂、仔细审核及多次修订，最终推出了《守护肝脏：了解肝硬化的真相》一书。本书从肝硬化基本概念开始，详细介绍了肝硬化的病因、临床表现、发生发展、检测方法、治疗及注意事项等内容。在本书编写过程中，我们竭力确保内容准确，并采用通俗易懂的表达方式，结合图文并茂的形式，旨在帮助读者轻松理解和掌握肝硬化相关知识。希望通过本书能让没有医学背景的大众意识到肝硬化的危害，学会如何守护自己的肝脏，预防肝硬化的发生发展。

最后，我们向所有参与本书编写的同仁致以最深的谢意！鉴于编写时间紧迫、个人水平所限及医学技术日新月异，本书或许存在疏漏与不足之处，敬请广大读者批评指正，您的宝贵意见将是我们不断修正与完善的动力。

白飞虎

2025 年 4 月

目 录

肝硬化的基本概念

肝脏的位置及功能

肝脏是人体最大的实质性器官,大部分隐匿在右侧膈下和季肋区深面,小部分越过腹部正中线到达左上腹。肝的下缘在右肋缘下,左下缘在剑突下可以触摸到,但是一般在腹部的正中线不会超过剑突和脐部连线的中点。肝的上面有肺脏,肝的右下面与结肠和十二指肠相连。它的左侧与胃相连,肝脏的储备功能和再生功能均十分强大。

肝脏是人体的"全能工厂",主要承担以下五大功能。

一、代谢

1.**蛋白质** 合成血液中的重要蛋白质(如白蛋白、凝血因子),并调节氨基酸平衡。

2.**糖类** 储存糖原(饥饿时释放能量)和调节血糖稳定。

3.**脂质** 分泌胆汁帮助消化脂肪,同时合成和分解胆固醇、甘油三酯等。

4.**激素** 清除多余的激素,肝功能受损时可能出现蜘蛛痣、肝掌。

5.**维生素** 储存维生素 A、维生素 D、维生素 K 等,肝病严重时易导致出血或夜盲症。

二、解毒

将有毒物质（如氨、药物、酒精）转化为无害形式，通过尿液或胆汁排出。

三、转化

把脂溶性物质（如药物、毒素）转化成水溶性物质，有利于代谢产物、药物、毒物等从肾脏和胆道排出。

四、合成

正常的肝脏每天分泌胆汁 600 ～ 1000mL，促进消化。此外，白蛋白只能在肝脏合成，糖原也在肝脏合成。

五、免疫

肝脏属于网状内皮细胞吞噬系统，可以吞噬细菌和病毒。另外，肝脏还是人体免疫系统的一部分，可产生抗体，增强免疫力。

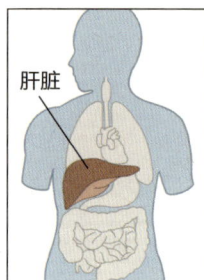

肝脏的位置

到底什么是肝硬化

肝硬化是一种全球范围内常见的慢性肝病终末阶段，其发生发展是一个渐进性的病理过程。当肝脏长期受到各种致病因素损害时,健康的肝组织会逐渐被纤维瘢痕和异常结节所取代,最终导致肝脏结构改变和功能丧失。

全球和我国肝硬化的发病率

肝硬化是全球范围内导致发病率和死亡率升高的重要疾病之一,是全球范围内第 13 位死因。根据全球报道的涉及 195 个国家和地区的流行病学数据,2017 年全球有 1060 万失代偿期肝硬化患者和 1.12 亿代偿期肝硬化患者,肝硬化所导致的死亡人数亦从 1990 年的 89.9 万例增加至 132 万例。我国每年多达 700 万人患有肝硬化。一项纳入了我国 2017—2022 年期间接受检查的 30 个省份 570 万成年人研究,显示了脂肪变性、重度脂肪变性、晚期纤维化和肝硬化的患病率分别为 44.39%、10.57%、2.85% 和 0.87%。1980—2010 年,我国肝硬化的年龄标准化死亡率从 43.4/10 万人下降到 16.2/10 万人,下降了约 2/3。

肝硬化的高发人群

1. 肝脏淤血者　慢性心功能不全和缩窄性心包炎,还有反复出现多次肝静脉堵塞的人群,易发生肝脏淤血,肝细胞一直处于缺血和缺氧状态,从而引起肝细胞变性或坏死,最终诱发肝硬化。

2. 长期酗酒者　酒精对肝脏的伤害是累积的,长期酗酒势必会对肝细胞带来不可预想的后果,可引起脂肪变性或坏死,甚至会导致肝性纤维化,从而发展成肝硬化。

3. 肝炎病毒感染者　肝炎是引起肝硬化的主要原因之

一,特别是乙型肝炎、丙型肝炎和丁型肝炎。当肝炎转化成慢性肝炎后,离肝硬化又近了一步。

4. 长期接触药物和化学毒物者 "是药三分毒"这句话已经深深印在人们心中,几乎所有的药物都会在肝脏中解毒和代谢,长期用药可引起药物性肝损伤。当用药不当时可转化成肝纤维化,导致肝硬化。此外,滥用药物同样会加重肝脏解毒和代谢的负担。

5. 慢性胆汁淤积者 慢性胆汁淤积顾名思义是大量胆汁长时间淤积在胆囊中,可引起肝细胞炎症,导致胆小管发生反应。当胆小管发生坏死时,就会引起胆汁性肝硬化。

6. 代谢性疾病者 某些遗传代谢疾病,如血色病(铁过载)、肝豆状核变性(铜代谢异常),会导致金属物质在肝脏异常沉积,就像"金属垃圾"堆积在肝脏里,最终可能发展为肝硬化。

7. 先天性梅毒或血吸虫者 有先天梅毒的人也容易出现先天梅毒性肝硬化;在血吸虫病流行区,寄生虫卵会堵塞肝内血管。

■ 肝硬化的早期信号

肝脏是个"沉默的器官",早期肝硬化往往不痛不痒,但身体会发出一些警示信号。如果出现以下六种表现,建议尽快就医。

1. 脸薄、黝黑 1/3 患有慢性肝炎或肝硬化的患者,面部、周围皮肤病后会变得晦暗、黝黑、枯萎,面颊有小血管扩张,嘴唇变得干燥,这是由于肝功能障碍导致黑色素产量增加所致。

2. 乳腺膨胀、睾丸收缩 肝脏可以调节血液中性激素的平衡。肝硬化会促进雌激素的增加,雄激素下降会导致男性乳房增大、疼痛,并伴有睾丸萎缩。

3. 蜘蛛痣、肝掌 肝硬化患者的颈部、胸部、肩膀、前臂和手的一些扩大皮肤的小动脉会形成向四周辐射的细小分支,形状像一只小蜘蛛,是明亮的红色。用钢笔或杆压迫痣的中心点,可以使痣和周边分支消失,这是蜘蛛痣。肝掌表现为手中大小鱼际异常发红。

4. 出血点、低热 肝硬化患者常有出血倾向,可出现反复鼻出血,刷牙时可出现牙龈出血,皮肤出血或瘀斑,严重者为血肿。低热是指体温波动在 37.5 ～ 38.5℃。

5. 黄疸 巩膜(眼白)或患者的皮肤发黄,称为黄疸。

6. 右上腹钝痛、隐痛 肝脏位于人体右侧膈下和季肋区深面,当出现肝硬化时,刺激周围神经,导致肝区疼痛及右上腹疼痛。

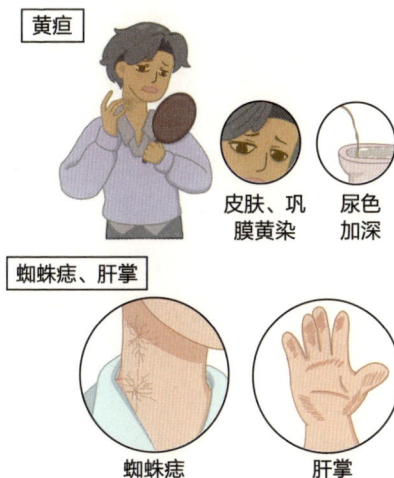

黄疸

皮肤、巩膜黄染　尿色加深

蜘蛛痣、肝掌

蜘蛛痣　　肝掌

肝硬化的主要临床表现

如何发现肝硬化高风险个体

肝硬化早期往往没有明显症状,但通过科学的筛查方法可以及时发现高风险个体。以下是关键的筛查策略。

1.肝硬度检测 近年来,瞬时弹性成像技术在肝硬化早期诊断中展现出显著优势,其检测敏感度较高且与肝脏病理结果具有良好的一致性,为肝硬化的早期筛查提供了重要的技术支撑。

2.肝脏影像学检查 最常用的是 B 超检查,其是无创性检查;其次是 CT 平扫或者增强 CT 检查。

3.血清学指标检测 即血清抗纤维化指标测定,如透明质酸、层粘连蛋白、Ⅳ型胶原、Ⅲ型前胶原等。

4.血小板和肝功能检测 早期肝硬化可表现出血小板数量下降,要注意脾脏肿大或肝硬化的趋向。有些人肝功能可以发现白蛋白水平降低、球蛋白水平升高,即白球比倒置,是早期肝硬化的一种表现。

5.肝脏活组织检查 肝脏活组织检查简称“肝活检”,是发现早期肝硬化的重要检查方法,也是诊断的“金标准”。

什么是肝病面容

肝病面容是慢性肝病患者特征性的面部改变,其发生机制主要与肝功能减退导致的激素代谢紊乱有关。当肝脏功能受损时,对肾上腺皮质激素的灭活能力下降,继发肾上腺皮质功能减退。此时,肝脏对垂体中叶分泌的黑色素细胞刺激素(MSH)的抑制作用减弱,导致黑色素生成增加,从而形成特征性的面容改变。

临床表现为皮肤色泽的改变,如面部皮肤呈现均匀的灰暗、黝黑色泽,失去正常光泽,部分患者可表现为特殊的"古铜色面容"、双侧面颊部可见对称性黑褐色色素沉着;皮肤质地改变,如皮肤明显干燥粗糙、可见细小的脱屑;特征性体征,如眶周色素沉着,表现为明显的"熊猫眼样"改变。

肝硬化的分期

肝硬化分为三期,包括代偿期、失代偿期、再代偿期和 / 或肝硬化复位,主要分析如下。

1. 代偿期肝硬化 属于早期肝硬化,患者常常没有临床症状,仅是病理诊断为肝硬化,从未出现腹水、食管静脉曲张破裂出血或肝性脑病等严重并发症。

2. 失代偿期肝硬化 患者往往出现腹水、食管静脉曲张破裂出血、肝性脑病、肝肾综合征等严重并发症。

3. 肝硬化再代偿期和 / 或复位 通过治疗,部分患者可以转危为安,表现为至少 1 年没有出现严重并发症,肝功能指标保持稳定。

肝硬化的分期标准

肝硬化经历不同的疾病阶段,医学上通常分为三个主要时期,每个时期都有明确的诊断标准。

一、代偿期肝硬化(早期阶段)

1. 病理检查 肝穿刺活检显示肝硬化特征。

2. 影像学特征 门静脉增粗(≥ 1.3cm)、脾脏肿大、肝脏表面凹凸不平。

3. 血液检查异常 ①血小板计数＜100×10⁹/L；②白蛋白降低（＜35g/L）；③凝血功能异常（国际标准化比值＞1.3或凝血酶原时间延长）；④天冬氨酸氨基转移酶／血小板比值指数评分＞2分。

二、失代偿期肝硬化（功能衰竭期）

此时会出现明显的并发症，包括腹水、胃食管静脉曲张、出血、脓毒症、肝性脑病和肝肾综合征。

三、再代偿期（病情稳定期）

失代偿期肝硬化患者有效治疗后至少1年未出现上述严重并发症，肝功能指标保持稳定，肝纤维化程度减轻。

肝硬化的危害

肝硬化是一种进行性肝病，其特征是慢性肝损伤引起的纤维化。肝纤维化会损害肝功能并引起结构改变，从而导致门静脉高压症。

大多数肝硬化患者在发生失代偿期肝硬化之前一直没有症状。在此阶段，患者会出现与门静脉高压相关的并发症（即门静脉压力异常升高），包括腹水、自发性细菌性腹膜炎（SBP）、肝性脑病（HE）、肝肾综合征、门静脉高压或静脉曲张出血。此外，肝硬化患者的肠道微生物易位也可能导致SBP和HE。由于一旦出现并发症，肝硬化患者的生存率会大幅降低，因此治疗肝硬化患者的关键目标包括控制潜在的肝病以及预防和治疗相关并发症。

在代偿期肝硬化患者中，治疗策略是预防静脉曲张出血和其他可能导致失代偿期肝硬化的并发症。失代偿期肝硬化患者通常被转诊进行肝移植,移植前治疗的重点是消除肝硬化的原因(如过量饮酒、肝炎病毒),并防止每种失代偿并发症的复发。

肝硬化的病因

■ 在我国最常见的肝硬化病因是什么

在我国,肝硬化最常见的原因是病毒性肝炎(占 70% 以上),其中乙型肝炎最常见,丙型肝炎次之,从肝炎到肝硬化通常需要 10 ～ 20 年。其他重要原因包括长期酗酒、胆汁淤积、心脏问题、药物毒物的肝毒性、自身免疫疾病、遗传代谢疾病、寄生虫感染(如血吸虫)、严重营养不良或肥胖。

■ 吸烟与肝硬化的关系

一项针对 1032 名原发性胆汁性胆管炎(PBC)患者的大型调查发现,吸烟可能会增加肝硬化的发病风险。研究显示,烟草中的尼古丁等有害物质可能伪装成身体正常成分扰乱免疫系统的正常功能,直接损伤肝细胞。近年研究发现,吸烟与多种自身免疫疾病有关,对肝脏自身免疫病危害尤为明显。

■ 酒精与肝硬化的关系

酒精已成为引起我国肝硬化的第二大原因。全球每 4 个肝硬化死亡就有 1 个是酒精导致。酒精性肝硬化(AC)是由于长期大量饮酒所致的慢性肝脏疾病,其主要病理特征为弥漫性肝纤维化,假小叶、结节形成和肝内外血管增殖是酒精性肝病的终末阶段。长期大量饮酒,酒精代谢产生的乙醛会对肝脏造成直接损害,经脂肪肝而发展为肝硬化是酒精性肝硬化的主要发病机理。

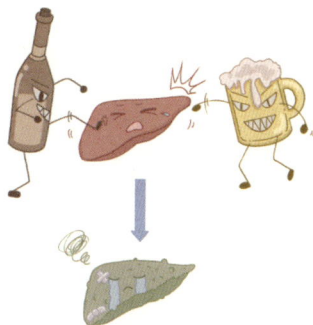

酒精与肝硬化的关系

乙型肝炎与肝硬化的关系

乙型肝炎是由乙型肝炎病毒导致的肝脏感染,乙型肝炎病毒可通过血液传播、性接触传播、垂直传播。乙型肝炎导致肝硬化的原因是乙型肝炎病毒持续攻击肝细胞,导致肝脏反复发炎 - 修复 - 结疤,最终导致肝脏变硬、变形,也就是肝硬化。在临床上并不是所有的乙型肝炎都会发展为肝硬化,约 30% 的慢性乙型肝炎患者会发展为肝硬化,最快时间仅需要 1 ～ 2 年,一般需要 20 年左右。

胆汁淤积与肝硬化的关系

胆汁负责消化和排毒。但当胆汁流动受阻时,就会对肝脏造成严重伤害。胆汁淤积可分为肝内淤积、肝外梗阻型,由于胆汁排不出去,堆积在肝内,导致肝细胞缺血、坏死、纤维组织增生而形成肝硬化。早期可能表现为皮肤顽固瘙痒,巩膜发黄,尿液颜色加深(浓茶样尿)。

肝静脉淤血、淤血性肝病与肝硬化的关系

淤血性肝病(CLD)是指由于肝脏循环障碍,导致肝脏血液回流受阻,肝内血液长期淤滞所引起的肝脏病变的总称。由于肝脏长期淤血、缺氧,小叶中央区肝细胞萎缩坏死,最后发生小叶中央区纤维化,纤维化的范围可逐渐扩大并与汇管区结缔组织相连接,最终破坏并改建小叶结构而发展为肝硬化。

药物或化学毒物与肝硬化的关系

长期接触某些有害物质会严重损害肝功能,常见的伤肝物质包括以下几种。

1. 工业化学毒物　含砷农药(如某些杀虫剂)、四氯化碳(曾用作干洗剂)、黄磷(火柴及农药原料)、氯仿(旧式麻醉剂)。

2. 伤肝药物(需要在医生的指导下使用)　抗结核药物,如异烟肼;抗生素,如四环素;抗肿瘤药物,如氨甲蝶呤;抗高血压药物,如甲基多巴。

3. 天然毒素　黄曲霉素(霉变花生、玉米中常见)。

长期接触这些药物,可破坏肝脏细胞,使肝胆受损,最终导致肝硬化。

自身免疫性疾病与肝硬化的关系

人体的免疫系统由免疫器官和免疫细胞组成,免疫器官包括胸腺、骨髓、脾脏、淋巴结;免疫细胞包括白细胞和淋巴

细胞、T 细胞、NK 细胞、K 细胞等，正常情况下，免疫系统能精准识别并清除外来病原体和异常细胞。

当免疫系统出现故障时，会错误地将健康肝组织标记为"敌人"，进而持续发动攻击导致肝脏炎症，这种状态称为自身免疫反应。

根据攻击的组织成份不同，自身免疫性肝病分为三类：①以肝细胞损伤为主型，即自身免疫性肝炎（AIH），多见于年轻女性；②以肝内小胆管损伤为主型，即原发性胆汁性肝硬化（PBC），中年女性高发；③肝内外大胆管型，即原发性硬化性胆管炎（PSC），常伴发炎症性肠病。这三种类型会导致持续性肝脏炎症，纤维组织逐渐沉积，最终形成肝硬化。

血吸虫或其他寄生虫与肝硬化的关系

血吸虫病是一种被忽视的寄生虫病，影响着热带和亚热带地区超过 2.5 亿人。在常见的致病菌种中，日本血吸虫和曼氏血吸虫主要引起肝血吸虫病，归因于肝脏滞留的血吸虫卵，导致肉芽肿性炎症和肝纤维化。

寄生虫性肝硬化，如血吸虫或肝吸虫等虫体在门脉系统寄居，虫卵随门脉血流沉积于肝内，引起门静脉小分支栓塞。虫卵大于肝小叶门静脉输入分支的直径，故栓塞在汇管区引起炎症、肉芽肿和纤维组织增生，使汇管区扩大，破坏肝小叶界板，累及小叶边缘的肝细胞。肝细胞再生结节不明显，可能与虫卵堵塞门静脉小分支，肝细胞营养不足有关。因门静脉受阻，门脉高压症明显，患者有显著的食管静脉曲张和脾大。成虫引起细胞免疫反应和分泌毒素，是肝内肉芽肿形成的原因。虫卵引起体液免疫反应，产生抗原 - 抗体复合物，可能是肝内门脉分支及其周围发生炎症和纤维化的原因。寄生虫性肝硬化在形态学上属再生结节不显著性肝硬化。

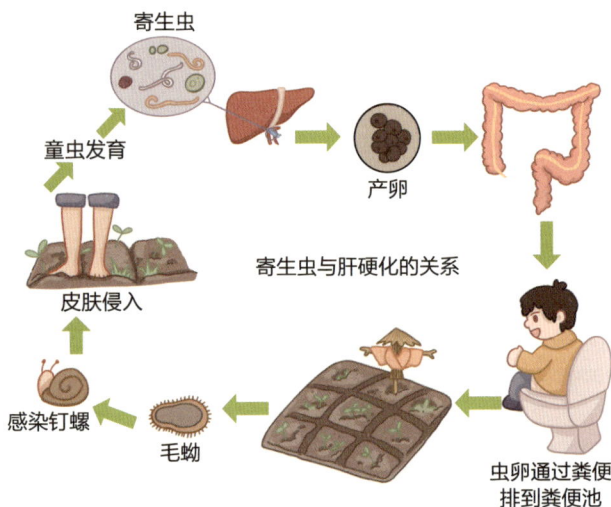

寄生虫与肝硬化的关系

遗传和代谢性疾病与肝硬化的关系

某些遗传性疾病会导致特定物质在肝脏异常堆积,引起肝细胞变性坏死、结缔组织增生而形成肝硬化,主要包括肝豆状核变性、血色病、肝淀粉样变、遗传性高胆红素血症、α1-抗胰蛋白酶缺乏症、肝性卟啉病等。根据发病的时间,这类疾病可分为隐匿型和早发型。隐匿型可能多年无症状,突然出现急性肝衰竭,如部分肝豆状核变性;早发型可在婴幼儿期即出现黄疸,伴有生长发育迟缓,如遗传性高胆红素血症。

按照酶的缺陷和代谢途径可将单基因遗传性肝病(遗传代谢障碍性肝病)分为七大类:①糖类代谢病;②脂类代谢

病；③氨基酸代谢病；④血浆循环蛋白代谢病；⑤金属元素代谢病；⑥肝卟啉代谢病；⑦胆红素代谢病。不同疾病的临床表现千差万别，需要通过特殊检测才能进一步明确诊断，如基因分析、代谢产物测定、肝活检病理检查等。

■ 营养障碍与肝硬化的关系

临床观察发现，约 70% 的肝硬化患者存在不同程度的营养不良。这种营养不良并非单纯因为吃得少，而是多重因素共同作用的结果。

1. 饮食误区 很多肝硬化患者的家属错误地认为肝病要清淡饮食，导致蛋白质摄入不足、热量补充不够、维生素缺乏。

2. 代谢紊乱 肝硬化导致很多代谢出现异常，如胆汁分泌减少，导致脂肪消化不良；消化酶不足导致营养吸收率下降，门脉高压导致肠道吸收功能受损。

营养不良与各种不良结局有关，如发病率/死亡率升高、各种并发症进展以及其他相关的健康受损。肝硬化是一种全身性疾病，营养不良是该病的一个关键特征，也是该病的重要并发症。

肝硬化与肝炎、肝癌的关系

■ 什么是肝病"三部曲"

肝炎、肝硬化、肝癌,是慢性肝病的"三部曲"。对于一些慢性肝炎,可以造成持续的肝脏损伤,如果没有及时治疗,疾病可能逐渐进展,最后导致肝硬化,其中部分病例有可能导致肝癌,所以应该重视慢性肝病的危害性,及时发现,及时治疗。

■ 肝炎是肝硬化吗

肝炎与肝硬化是两种不同阶段的肝脏疾病。肝炎作为肝脏炎症的统称,是全球范围内严重威胁人类健康的疾病之一,其病因多样,以病毒感染最为常见。根据病程,可将肝炎分为急性肝炎和慢性肝炎。若急性肝炎治疗不当,导致病情迁延或反复发作,则可能发展为慢性肝炎。慢性肝炎会引起持续的肝脏损伤,广泛的肝细胞坏死、残存肝细胞再生,结缔组织修复,导致肝小叶结构破坏,假小叶形成,最终发展为肝硬化。虽然肝炎是肝硬化的主要前驱疾病,但两者存在本质差异:肝炎指肝脏炎症反应阶段,而肝硬化则是终末期不可逆的纤维化重构阶段。及时阻断肝炎慢性化进程对于预防肝硬化具有重要意义。

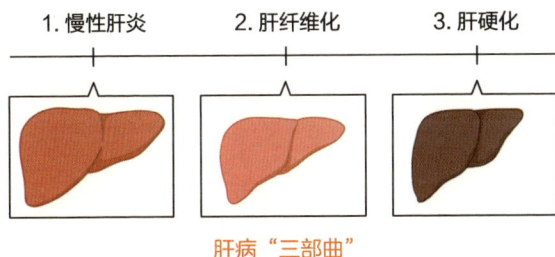

1. 慢性肝炎　　2. 肝纤维化　　3. 肝硬化

肝病"三部曲"

■ 肝炎与肝硬化如何鉴别

肝炎与肝硬化是肝脏疾病的不同阶段,两者在临床表现上有一定重叠,但通过详细的病史采集、体格检查及辅助检查,可进行有效鉴别。

肝硬化的典型表现包括以下三种:①肝脾肿大:以脾肿大最为常见,若排除疟疾、黑热病、血吸虫病等其他可致脾大的疾病,则对肝硬化诊断具有重要提示意义。②门静脉高压征象:如食管 - 胃底静脉曲张(可通过 B 超、X 线检查发现)。③肝功能失代偿表现:如腹水、黄疸、肝性脑病等。

慢性肝炎若未得到有效控制,可进展为肝硬化,因此需要结合以下方面进行鉴别。除病史应在 1 年左右,还应满足下列各项条件:①反复出现乏力、食欲减退、腹胀症状,一般健康情况下降,劳动能力明显减退。②肝肿大,质地中等或偏硬,可有压痛,部分伴脾肿大。肝外表现如蜘蛛痣与肝掌对诊断有一定的参考价值。③持续或反复的肝功能异常,尤其是白蛋白(Alb)降低、球蛋白(Glb)升高,白球比(A/G)倒置。

因此，根据患者的病史、体征及肝功能试验，肝硬化与慢性肝炎的鉴别诊断并不困难。

肝炎的结局一定是肝硬化吗

答案是否定的。

根据《中国抗癌协会原发性肝癌患者指南》，慢性肝炎可形象地描述为病毒或其他致病因素与人体免疫系统在肝脏内持续进行的"战争"。在这一过程中，肝脏组织反复经历炎症反应与细胞坏死，最终导致不可逆的损伤。早期终止这一病理进程，并长期维持肝脏稳态，是阻断疾病进展的关键。

大多数慢性肝炎是由病毒引起的，主要是乙型肝炎和丙型肝炎。对于病毒性肝炎，要想结束"战争"，自然是进行抗病毒治疗。通过直接抗病毒药物治疗，95%以上的患者可实现丙型肝炎病毒清除。核苷（酸）类似物（如恩替卡韦、替诺福韦）可有效抑制80%～90%患者的乙型肝炎病毒复制。规范化的抗病毒治疗能显著减轻肝脏炎症，阻止"战争"升级，使多数患者长期维持肝脏功能稳定，从根本上阻断"肝炎-肝硬化-肝癌"的"三部曲"进程。

如何避免肝炎演变成肝硬化

首先，肝炎患者应该积极治疗和控制肝炎病情。肝炎是导致肝硬化的主要原因之一，因此，患者应该遵循医生的建议，按时服药，确保肝炎病情得到稳定控制。同时，患者还应该注意避免接触和应用对肝脏有毒的物质，减少致病因素。

其次，肝炎患者应该注重饮食调护。饮食方面，患者应以低脂肪、高蛋白、高维生素和易于消化的食物为主,多食用新鲜蔬菜、水果、豆制品等富含营养的食物,有助于肝脏的修复和再生。同时,应该避免食用油腻、辛辣、刺激性食物,以免加重肝脏负担。此外,应该注意控制食盐和水的摄入量,特别是当出现腹水等严重症状时,更应严格控制。

再次,肝炎患者应该保持良好的生活习惯。如保持充足的睡眠,避免过度劳累,有助于肝脏的休息和恢复。同时,患者还应该戒烟限酒,避免烟酒对肝脏的进一步损害。此外,保持情绪稳定,避免过度焦虑和抑郁,也有助于肝脏健康。

最后,肝炎患者应该定期进行肝脏检查。通过定期检查,可以及时发现肝脏的病变情况,以便采取相应的治疗措施,对于高危人群,更应该加强监测和检查,确保肝脏健康。

■ 肝硬化与肝癌如何鉴别

肝硬化与肝癌之间的关系在医学领域被广泛研究,两者之间存在密切的病理联系和临床相关性。以下是用专业术语对肝硬化与肝癌关系的解释。

肝硬化是一种慢性肝脏疾病,其典型病理改变包括肝细胞广泛变性坏死、纤维结缔组织弥漫性增生、假小叶结构形成、肝内血管系统改建。这些病理变化导致肝脏逐渐丧失正常功能,表现为蛋白质合成功能障碍、解毒功能下降、门静脉高压形成。

肝癌是肝脏的恶性肿瘤,可分为原发性肝癌和继发性肝癌。原发性肝癌主要起源于肝细胞或肝内胆管上皮细胞,其中肝细胞癌最为常见。继发性肝癌则是由其他器官的恶性肿瘤通过血液或淋巴系统转移至肝脏所致。肝癌的发生与多种因素有关,包括遗传、环境、生活方式和肝脏疾病等。

可通过以下检查进行鉴别。

1. 实验室检查鉴别

(1)血液指标:血小板计数显著减少是肝硬化的常见特征。透明质酸、层粘连蛋白等可辅助评估肝纤维化程度。

(2)传统标志物:AFP(甲胎蛋白)＞ 400 ng/mL 对肝癌诊断具有重要诊断价值。

(3)新型标志物:PIVKA-Ⅱ(异常凝血酶原)和 AFP-L3(甲胎蛋白异质体)可提高肝癌诊断准确性。

2. 影像学检查

(1)超声检查:肝硬化为肝表面结节样改变、肝静脉变细;肝癌为低回声占位、"晕圈征"。

(2)增强 CT/MRI:肝癌表现为"快进快出",即动脉期明显强化,门脉期快速廓清。

3. 病理诊断(肝穿刺活检) 肝硬化:纤维间隔形成、无恶性细胞;肝癌:异型肝细胞浸润、免疫组化(HepPar-1、Glypican-3 阳性)。

肝病的进展

肝硬化与肝癌有什么关系

肝硬化与肝癌之间存在密切的关联,但它们是两种不同的疾病状态,具有各自的病理特点和临床表现。

肝硬化是一种慢性、进行性肝病,主要特征是肝细胞广泛坏死,肝脏纤维组织弥漫性增生,以及结节和假小叶形成。

肝癌,即肝脏恶性肿瘤,可分为原发性和继发性两大类。原发性肝癌主要起源于肝脏的上皮组织,是危害极大的恶性肿瘤;继发性肝癌则是由其他器官的恶性肿瘤转移至肝脏形成的。

肝癌的发生与多种因素有关,其中肝硬化是一个重要的高危因素。许多肝癌患者,尤其是肝细胞癌患者,都伴有不同程度的肝硬化。从病理生理学角度看,肝硬化会导致肝脏功能下降和免疫监视功能减弱,从而增加患肝癌的风险。肝硬化患者常常伴随着肝细胞再生和异型增生,这些变化可能进一步演变为肝癌。此外,肝硬化患者常常存在慢性肝炎病毒感染、酒精摄入等致癌因素,这些因素也会提高肝癌的发生率。

值得注意的是,并非所有肝硬化患者都会发展为肝癌,部分肝癌患者也可能没有肝硬化的背景。因此,在评估肝硬化与肝癌的关系时,需要综合考虑患者的病因、病史、临床表现和辅助检查结果。

综上所述,肝硬化与肝癌之间存在密切的关联,肝硬化是肝癌的重要高危因素之一。

如何避免肝硬化发展为肝癌

1.饮食健康 肝硬化患者应注意少量多餐,多进食一些新鲜的蔬菜、水果。蛋白质饮食以淡水鱼、牛奶等为主，少吃红肉，如羊肉、猪肉、牛肉，每日蛋白质食用总量最好控制在 150～200g。避免进食霉变的食物，以及加工类及油炸食物，如香肠、方便面、饼干。不要刻意进食糖食品，以防引起肝源性糖尿病。

2. 劳逸结合　日常生活中需要注意休息，保证充足的睡眠，避免熬夜。平素锻炼以走路、打太极拳等中等体力活动为主，微微出汗即可。

3. 戒烟、戒酒　吸烟和饮酒都可能增加肝癌的风险，因此肝硬化患者应严格戒烟、戒酒。

4. 控制病因　肝硬化常是由慢性肝炎、酗酒、胆汁淤积等原因引起的，因此控制这些病因是预防肝癌的关键。

5. 定期体检　定期进行肝脏检查，可以及早发现和治疗肝硬化，从而减少肝癌的发生。特别是 30 岁以上的肝病患者，以及具有乙型肝炎或丙型肝炎病毒感染的患者，应定期加强对肝癌的防范。

6. 治疗与药物　坚持抗病毒治疗，把病毒控制在较低水平，以降低肝癌的风险。对于代偿期肝硬化患者，特别是有肝癌家族史者，可以加用干扰素以调节免疫，减少肝癌的发生。

7. 保持心情愉快　情绪波动会对肝脏的健康产生影响，因此应该保持心情愉快。

■ 什么是肝癌的三级预防

1. 一级预防　饮食要洁净，避免食用发霉食物及含有亚硝胺的菜类。

2.**二级预防** 按规定接种乙肝疫苗、丙肝疫苗,预防肝炎发生,通过预防肝炎、肝硬化,控制肝癌的致病因素。

3.**三级预防** 长期大量饮酒可造成肝损害引发肝硬化,亦是肝癌发病的主要因素,应尽量避免长期大量饮酒,导致肝硬化,进而引发肝癌。

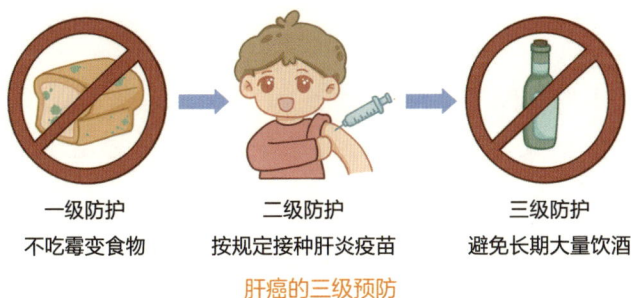

一级防护 　　　　 二级防护 　　　　 三级防护

不吃霉变食物 　 按规定接种肝炎疫苗 　 避免长期大量饮酒

肝癌的三级预防

肝硬化的临床表现及并发症

■ 肝硬化的早期临床表现

肝硬化的早期表现不典型,患者可表现下述症状。

1.全身症状 主要有乏力、易疲倦、体力减退。少数患者可出现脸部色素沉着。

2.慢性消化不良症状 食欲减退、腹胀或伴便秘、腹泻或肝区隐痛,劳累后明显。

3.脸消瘦、面黝黑 1/3 以上的慢性肝炎或肝硬化患者,其面部、眼眶周围皮肤较病前晦暗黝黑,这是由于肝功能减退,导致黑色素生成增多所致。

■ 肝硬化的晚期临床表现

1.全身症状 可能出现乏力、消瘦、面色晦暗、少尿、下肢水肿等症状。

2.消化道症状 有人可能会伴随一些消化道症状,如食欲减退、腹胀、胃肠功能紊乱,甚至吸收不良。

3.其他症状 有人可伴随低蛋白血症、腹腔积液、胸腔积液、脾功能亢进、外侧支循环建立、食管胃底静脉曲张、腹壁静脉曲张。

4. **并发症** 严重者会引发一些并发症,如肝性脑病、感染性肝炎、原发性肝癌、肝肾综合征、门静脉血栓形成。

肝硬化的并发症

1. **腹水** 肝硬化腹水的形成常是几个因素联合作用的结果,门静脉高压是腹水形成的主要原因及始动因素。肾素 - 血管紧张素 - 醛固酮系统失衡及低蛋白血症在腹水的形成中发挥着重要作用。

2. **食管静脉曲张** 食管静脉曲张及破裂出血的主要原因是门静脉高压导致门 - 体侧支循环形成。当患者出现食管静脉曲张,就容易出现上消化道出血。

3. **肝性脑病** 肝功能衰竭或其相关并发症引起的神经系统的综合征,多表现为人格改变、行为异常、扑翼样震颤,严重者可出现意识改变。

4. **电解质紊乱** 常表现为低钠血症、低钾血症、低氯血症与代谢性碱中毒。其中,低钠血症是最常见的电解质异常。

肝硬化消化道出血的表现

肝硬化消化道出血的症状主要表现为突然出现呕血、排鲜血样便,以及柏油样便或黑便等。同时可伴有头晕、乏力、胸闷,甚至出现晕厥等循环衰竭的表现,也有一部分患者表现为血压下降、心率增快等。一旦出现肝硬化所导致的上消化道出血,建议患者一定要积极就医。

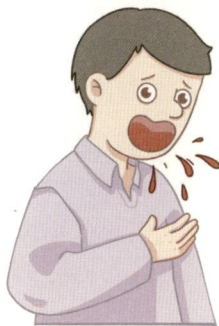

肝硬化所致消化道出血

肝硬化消化道出血的机制

肝硬化患者消化道出血与血管因素、凝血机制障碍、止血机制障碍、纤溶系统障碍、血小板数量及功能障碍等多种机制相关。

1. 血管因素 门静脉高压性血管病变（食管胃底静脉曲张、门静脉高压性肠血管病变等）。门静脉高压造成血流改道，形成曲张静脉（如食管胃底静脉曲张）。曲张静脉壁变薄、压力高造成血管容易破裂出血。血管扩张、收缩功能出血难自止。胃黏膜淤血（门脉高压性胃病）引起毛细血管渗血。

2. 凝血机制障碍 肝脏可以合成多种凝血因子、天然抗凝物质、纤溶蛋白复合物等凝血相关物质，肝硬化影响到肝脏合成能力后，常常造成持续存在的凝血障碍。

3. 止血机制障碍 相关研究发现，终末期肝硬化患者的组织因子（TF）表达会增加，组织因子与止血及炎症反应相关。但在有出血倾向的肝硬化患者中，其组织因子Ⅻ是显著下降的，会增加出血风险。

4. 纤溶系统障碍 纤维蛋白原，又称"凝血因子Ⅰ"，是由肝细胞合成的，在凝血酶作用下可形成纤维蛋白，参与凝血。在早期和终末期肝硬化患者中该物质降低非常显著，可以引起凝血功能障碍。

5. 血小板数量及功能障碍 肝硬化患者常常伴有脾大和脾内单核吞噬细胞系统过度活跃，使血小板滞留和破坏增多，引起血小板黏性下降、聚集能力减弱、寿命缩短，表现为血小板计数减少、平均血小板体积减小、血小板分布宽度增加。

肝硬化消化道出血如何治疗

食管胃底静脉曲张是肝硬化患者消化道出血最常见的病因,可以通过以下方式来治疗,如内镜下治疗(组织胶注射、曲张静脉套扎),手术治疗(球囊闭塞术、经颈静脉肝内门体分流术、选择性手术分流术等),药物治疗(护胃药、生长抑素等止血药、抗生素等)。

内镜可以治疗 90% 的急性出血性食管胃静脉曲张,但术后复发性出血的概率可高达 50%,需要联合药物使用。如果反复出血可以考虑其他手术治疗。

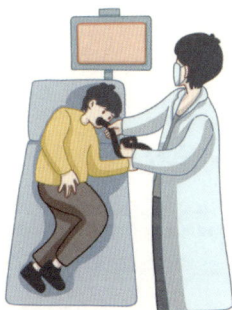

内镜下治疗消化道出血

肝硬化腹水的表现及形成机制

肝硬化腹水可表现为腹胀、腹围增大、伴有移动性浊音阳性及液波震颤阳性。

1. 门脉高压 肝硬化引起肝脏组织结构的破坏和纤维化,导致肝内血管阻力增加。这导致门脉(连接肠道和脾脏的大血管)高压,使得血液在门脉系统中回流受阻,增加了腹腔内静脉压力。

2. **肝脏功能障碍** 肝硬化时,受损的肝细胞无法正常执行代谢和排泄功能。这包括合成蛋白质、分解毒素以及维持体液平衡等功能。当这些功能受损时,会导致体内的蛋白质合成减少、血浆胶体渗透压下降,从而促使液体从血管内渗出到腹腔中。

3. **肾脏重吸收功能障碍** 门脉高压和低血浆胶体渗透压会影响肾脏的重吸收功能。肾小球滤过的液体在肾小管中应该被重吸收,但功能受损的肾脏无法有效进行这一过程,导致更多的液体滞留在体内,包括在腹腔中。

4. **低白蛋白血症** 肝硬化导致肝脏合成白蛋白的能力下降,这会引发低白蛋白血症,降低了血浆胶体渗透压,促进腹水形成。

■ 肝硬化腹水如何治疗

1. **限制钠和水的摄入** 肝硬化腹水患者应严格限制钠、水的摄入。

2. **应用利尿剂** 常联合应用保钾、排钾利尿剂,即螺内酯和呋塞米。利尿速度不宜过快,以免诱发肝性脑病、肝肾综合征等。

3. **提高胶体渗透压** 腹水伴有低蛋白血症的患者可通过每周定期输注白蛋白、血浆提升胶体渗透压,促进腹水吸收。

4. **排放腹水** 对于较顽固的难治性腹水,可以行腹腔穿刺排放腹水,排放后应及时补充白蛋白,一般每放 1000 毫升腹水需要补充 8 克白蛋白。

5. **经颈静脉肝内门腔分流术** 是在肝内门静脉属支与

肝静脉间放置金属支架,建立肝内门-体分流,减轻门静脉压力,从而缓解门静脉高压引起的腹水,可用于顽固性腹水患者。此方法还可预防腹水复发,但支架阻塞可导致腹水复发,术后还可出现肝性脑病,因此目前不作为首选方法。

肝肾综合征的表现

1.少尿、蛋白尿 肝硬化肝肾综合征患者早期表现为少尿,继之出现氮质血症,起病可急骤,也可较为隐袭。早期尿液检查可正常,中后期可有微量蛋白、红细胞、白细胞及少量管型,其特点与肾炎所致尿毒症相反。

2.腹水、黄疸 大多数肝硬化肝肾综合征患者都有大量腹水和黄疸,黄疸可波动很大,最终出现重度腹水和黄疸,半数以上患者的肝硬化肝肾综合征表现可合并出现肝性脑病。

3.食欲不振 随着肝硬化肝肾综合征患者症状逐渐加重,可表现为食欲不振、乏力、恶心、呕吐、嗜睡、少尿、血压降低,可持续数日至数周,对治疗反应差。

肝肾综合征的形成机制

肝硬化的特征为内脏血管舒张、血管阻力降低,疾病晚期时,血管舒张更加明显,结果导致有效动脉血容量不足。在合并腹水的肝硬化晚期,心输出量减少后会导致肾血流量下降,而肾脏血流动力学的变化和肾脏血流自动调节的改变会导致肾小球滤过率降低。同时,为了维持动脉压,全身血管收缩系统(肾素-血管紧张素-醛固酮系统、交感神经系统和精氨酸加压素)被激活,导致肾脏血管收缩、水钠潴留、肾小球滤过率降低。到了晚期,肾脏血管收缩更加剧烈,肾脏灌注不再通过增加心输出量和肾小球滤过率降低来代偿,最终导致肝肾综合征的发展。

■ 肝肾综合征如何治疗

晚期肝肾综合征死亡率较高,因此早期诊断和治疗至关重要。治疗方式包含药物治疗、手术治疗及其它治疗。药物治疗主要是使用血管收缩剂,联合白蛋白治疗,最常用的是特利加压素联合白蛋白治疗,缓解率可以达 25% ～ 75%。手术治疗主要是经颈静脉肝内门体分流术,可以降低门脉高压改善血管循环以改善肾功能。其他治疗包括肾脏替代治疗、肾移植等治疗方式。

■ 肝肺综合征的表现

肝肺综合征通常无症状,临床体征可能会有杵状指、发绀、毛细血管扩张、典型的鸭嘴形通气(仰卧位变化至直立位时出现呼吸困难加重)、氧分压降低(体位变化时明显)。

■ 肝肺综合征的形成机制

肝肺综合征主要是肺内气体交换功能受损,主要是由肺泡微循环改变引起的。肺泡微循环通过以下三个机制引起肝肺综合征。

1. 静脉 / 动脉失调(肺部微循环改变,血流量增加而通气量不变)。

2. 扩散受限(由于血管舒张,导致肺内氧气需要扩散更远的距离才能与血红蛋白结合,发挥作用)。

3.直接房室通路(直接房室通路绕过了肺泡微循环,导致动脉血和静脉血直接混合,加重缺氧)。

■ 肝肺综合征如何治疗

目前,对于肝肺综合征还没有有效的药物治疗,许多新型药物(亚甲蓝、雾化 NG- 硝基 -L- 精氨酸甲酯)还在研究中存在争议。长期低流量吸氧是肝肺综合征唯一有效的支持性治疗。除此之外,肝肺综合征发展到晚期,肝移植也是治疗方法之一。

■ 肝性脑病的表现

肝性脑病的不同病程阶段临床表现不一致。早期,会表现出性格变化、记忆力减退、思维迟钝等轻度症状。随着病情的进展,患者的症状会逐渐加重。可能出现言语不清、定向力丧失、嗜睡等中度症状。在这个阶段,患者的日常生活能力开始受到影响。肝性脑病晚期,症状会更加严重,可能出现昏迷、抽搐等重度症状,甚至危及生命。此时,患者已经完全失去了自理能力,需要全天护理和监护。除了以上常见的症状外,肝性脑病患者还可能出现一些其他表现,如手颤、肌阵挛、呼吸不规则等。

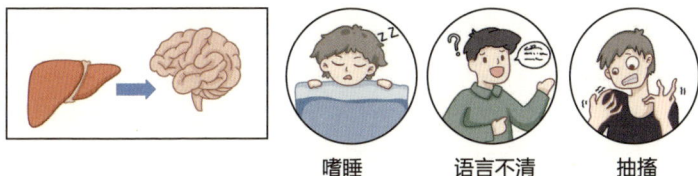

嗜睡　　　　语言不清　　　　抽搐

肝性脑病的表现

肝性脑病的形成机制

肝性脑病是一种由于严重的肝功能障碍或门脉高压所引起的中枢神经系统功能失调综合征，具体的形成机制如下。

肝脏是人体的"解毒工厂"，能够将有毒物质转化为无害物质排出体外。当肝脏功能受损时，有毒物质就无法被及时转化并清除，在血液中积累。但当肝脏功能受损时，氨的转化受阻，大量氨在血液中积累并进入大脑。氨在大脑中积聚后，会干扰神经细胞的正常功能，改变神经细胞的电化学性质，影响神经递质的释放和传递，导致神经信号传导异常，引发一系列的神经系统症状。

门脉高压也是造成肝性脑病的原因之一，门脉高压使肠道血液回流受限，消化道有毒物质更易进入血液循环，增加氨的堆积，加重病情。

总的来说，肝性脑病的机制涉及肝脏功能障碍、有毒物质积累、氨对脑的干扰、门脉高压等多因素。

肝性脑病如何治疗

通过针对严重肝功能障碍及门脉高压这两个病因来治疗肝性脑病，常见的治疗方法如下。

1. 减少肠道毒素的产生和吸收（低蛋白饮食、服用通便药物促进排便）。

2. 促进毒素的排泄（服用抗生素减少细菌产氨、服用乳果糖通便促进肠道毒素排出、透析等）。

3. 纠正酸中毒（服用碱性药物）。

4. 治疗原发疾病(积极治疗肝硬化、门脉高压)。

5. 对症支持治疗(对症治疗,如昏迷、抽搐等;支持治疗,如保持呼吸道通畅、防治并发症等)。

肝硬化的发生发展

如何评估肝硬化的病情发展情况

评估肝硬化的病情发展需要从症状、肝功能、影像学等多方面综合评估。

1.**症状** 随着病情的发展,乏力、纳差、消瘦等症状会逐渐加重。

2.**肝功能** 通过检查肝功能指标,如转氨酶、胆红素、白蛋白等,可以了解肝脏的受损程度和功能状态。

3.**影像学检查** B超、CT、MRI等影像学检查可以清晰地显示肝脏的形态和结构,以及是否存在门脉高压、肝内结节等并发症。这些检查可以帮助评估肝硬化的病情发展情况。

4.**血常规检查** 可以了解患者的贫血程度、血小板数量等,这些指标与肝硬化的病情发展密切相关。

5.**病史调查** 了解患者的病史,包括饮酒史、肝炎史、家族史等,有助于医生评估肝硬化的病因和病情发展情况。

肝硬化的生存率

肝硬化的生存率需要考虑到肝硬化的严重程度、患者年龄、身体状况、合并症以及治疗方法等多种因素。因此,很难给出一个确切的生存率数字。早期肝硬化的生存率相对较高。如果能够及时发现并接受治疗,有可能使肝脏的损伤得到控制,甚至部分逆转。晚期肝硬化患者可以通过积极的治疗和管理,控制病情发展,甚至延长生存时间。此外,患者的年龄、身体状况、合并症等也会影响生存率。生存率只是一个统计数据,每个患者的病情都是独特的,不能一概而论。

肝硬化的预期寿命

肝硬化的预期寿命受多种因素影响,因此无法给出一个确切的数字。首先,肝硬化的严重程度是影响预期寿命的重要因素之一。一般来说,早期肝硬化患者的预后相对较好。晚期肝硬化患者,由于肝细胞的大量死亡和肝纤维化的严重程度,预后相对较差,预期寿命相对较短。其次,患者的年龄、身体状况、并发症等也会影响预期寿命。较年轻、身体营养情况好、无并发症的患者预期寿命比较长。良好的生活习惯(如戒烟戒酒、均衡饮食、定期运动、按时用药、积极治疗等)都可以改善病情,延长生存期。

肝硬化的常见死因

肝硬化的常见死因主要包括以下几个方面。

1.肝功能衰竭　是肝硬化的重要死因之一。肝硬化晚期肝细胞严重损伤,无法满足身体的正常需求,这一阶段的患者可能会出现黄疸、腹水、肝性脑病等严重症状,甚至危及生命。

2.消化道出血　门静脉高压可使胃底静脉曲张破裂出

血的风险增加，所以肝硬化晚期容易出现消化道出血。这种出血通常较为严重，需要紧急处理，否则会导致休克甚至死亡。

3. **感染**　由于肝硬化患者免疫力下降，容易感染各种细菌和病毒，这些感染可能导致患者病情急剧恶化，甚至危及生命。

4. **肝癌**　肝硬化发展到晚期时，可能引起肝细胞基因突变，最终导致肝癌的发生，也是肝硬化死亡结局的原因之一。

综上所述，肝硬化的常见死因包括肝功能衰竭、消化道出血、感染和肝癌等。为了降低肝硬化的死亡率，患者应及时就医，积极治疗。

肝硬化能逆转吗

根据目前的医疗发展水平，一旦肝细胞出现严重损伤和死亡，这个过程通常是不可逆的。这是因为肝脏的再生能力虽然强大，但终究是有限的。因此，建议在疾病的早期阶段，如果能及时发现并针对病因（如乙型肝炎病毒等）进行治疗，不仅能阻止病情恶化，还能让肝脏发挥其残余的修复能力，甚至实现部分逆转。但如果发展到晚期，肝脏已经形成广泛瘢痕，逆转的机会就非常渺茫。

如何延缓肝硬化的进程

延缓肝硬化的发展需要养成良好的生活习惯，并在早期积极治疗。

1.戒酒，酒精会促进肝细胞损伤，加速肝纤维化。

2. 合理饮食,避免高脂肪、高盐、高蛋白的食物,以免加重肝脏负担。

3. 充分休息和规律作息可以增强免疫力,避免一些感染的发生。

4. 避免熬夜、劳累和过度压力,以减轻肝脏的负担。

5. 积极治疗原发病,肝硬化的发生往往与其他肝脏疾病有关,如肝炎、脂肪肝等。因此,积极治疗这些原发病,控制病情的发展,有助于延缓肝硬化的进程。

6. 定期监测肝功能有利于发现潜在的问题并采取相应的治疗措施。

做好上述工作才能更好地控制肝硬化的发展,改善预后。

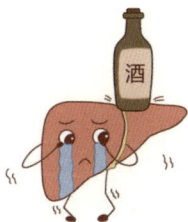

戒酒护肝

肝硬化会传染吗

肝硬化本身并不是一种传染病,不会通过空气、水源、食物或接触等途径传染给其他人。要注意的是,病毒性肝炎引起的肝硬化具有传播病毒的风险,如乙型肝炎病毒和丙型肝炎病毒是导致肝炎的常见原因,而肝炎是肝硬化的重要诱因之一。在这种情况下,病毒本身是可以传染的,但肝硬化本身并不具备传染性。

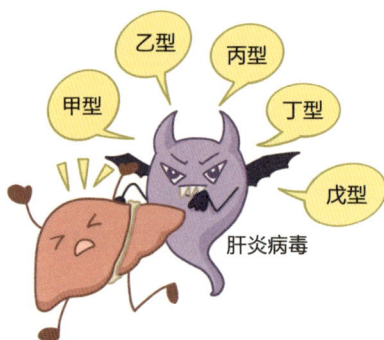

病毒性肝炎

肝硬化会遗传吗

　　肝硬化不是遗传性疾病，通常不会直接遗传给后代。但需要警惕的是，一些可能导致肝硬化的基础疾病确实具有遗传性。这些遗传性疾病包括代谢障碍类疾病、肝豆状核变性（铜代谢异常）、戈谢病（脂质代谢障碍）、遗传性代谢缺陷、血色病（铁代谢异常）、α1-抗胰蛋白酶缺乏症等。这些疾病都是由特定基因突变引起的，可能会通过父母遗传给孩子。如果家族中有这些疾病史，建议进行基因筛查和定期肝脏检查。

肝硬化的检测方法

如何检测肝硬化的病情发展

　　检测肝硬化通常涉及一系列的临床评估和实验室检查。这些方法可以帮助医生评估肝脏的结构和功能,从而确定肝硬化的存在及其严重程度。以下是一些常用的检测方法。

　　1. 病史和体格检查　包括饮酒史、药物史、家族病史、既往病史等。肝硬化的体征包括黄疸、蜘蛛痣、肝掌、腹壁静脉曲张、腹水等。

　　2. 血液检查　常规的肝功能测试,如丙氨酸转氨酶(ALT)、天冬氨酸转氨酶(AST)、血清总蛋白、白蛋白等,可以提供肝脏损伤和合成功能的信息。

　　3. 影像学检查　超声检查可以显示肝脏大小、形态、回声特征等,有助于发现肝硬化的早期改变。计算机断层扫描(CT)可以提供更详细的肝脏结构信息,有助于评估肝硬化的程度和排除肝脏肿瘤等并发症。磁共振成像(MRI)对于评估肝纤维化和肝硬化的严重程度具有较高的敏感性和特异性,特别是使用特殊的纤维化标记序列。

　　4. 肝脏弹性成像　通过测量肝脏的硬度来评估肝纤维化的程度。对于早期肝硬化的诊断具有重要价值。

5. 肝脏活检 具有侵入性,必要时可以提供肝纤维化和肝硬化的直接证据。

6. 内镜检查 可以排除肝硬化是否合并食管胃底静脉曲张,预防和治疗可能的出血并发症。

综合上述检测方法,医生可以对肝硬化的病情进行全面评估。

■ 肝硬化的检查可以有哪些异常

肝硬化的检查可能出现多种异常结果,这些异常反映了肝脏结构和功能的损害程度。

1. 血液检查异常 肝功能指标包括 ALT 和 AST 可能升高,反映肝细胞损伤;碱性磷酸酶和谷氨酰转肽酶也可能增高,提示胆道梗阻或肝内胆汁淤积。但在肝硬化晚期,由于肝细胞大量丧失,这些酶的水平可能下降,白蛋白水平可能降低,反映肝脏合成功能减退。凝血酶原时间(PT)延长,使肝脏合成凝血因子的能力下降。

2. 影像学检查异常 超声检查可能显示肝脏表面不规则、回声增强或不均匀、肝脏缩小等,这些都是肝硬化的特征。CT 和 MRI 可能揭示更细微的肝脏结构改变,如结节形成、门静脉扩张、脾肿大等。

3. 肝脏弹性成像异常 肝脏硬度增加,硬度值通常高于12kPa。

4. 肝脏活检异常 活检可以观察到肝脏组织的纤维化程度和结节形成,这是肝硬化的典型病理改变。

5. 内镜检查异常 内镜检查可能发现食管静脉曲张,这是肝硬化门静脉高压的直接表现。

6. 其他相关检查异常　腹水显示高蛋白、低葡萄糖等特征；通过测量肝静脉压力梯度测定门脉高压，肝硬化患者可能显著升高。

肝硬化患者的肝功能、凝血功能表现

肝硬化患者的肝功能和凝血功能表现可能会呈现多种异常，其反映了肝脏在合成、代谢和凝血功能方面的损害程度。

肝功能表现包括血清总蛋白（TP）和白蛋白（ALB）降低、球蛋白（GLO）可能升高、碱性磷酸酶（ALP）和 γ- 谷氨酰转移酶（GGT）升高。

凝血功能异常包括凝血酶原时间（PT）、凝血酶时间（TT）和活化部分凝血活酶时间（APTT）延长、抗凝血酶Ⅲ（ATⅢ）减少、凝血因子活性降低等。

肝硬化患者的影像学表现

肝硬化患者的影像学表现可以通过多种影像学检查方法来识别，包括超声、CT、MRI 等。以下是一些典型的影像学特征。

1. 肝脏形态改变　肝脏体积可能减小，边缘不规则，呈波浪状或结节状。肝脏左右叶比例可能失调，左叶增大、右叶相对缩小。表面不规则，肝脏表面变得不光滑，可能出现结节状改变。

2. 肝脏密度变化　在 CT 扫描中，肝脏密度可能普遍降低。在 MRI 中，T_1 加权序列可能呈现等信号或轻度高信号，T_2 加权序列可能呈现等信号或低信号。

3. **血管结构变化**　门静脉可能增宽,肝静脉可能变细或受压,脾脏可能增大。

4. **腹水**　可能观察到腹水的存在,这是肝硬化门静脉高压的间接征象。

5. **再生结节**　在肝硬化晚期,影像学检查中可能出现再生结节。

6. **尾状叶 - 右叶比**　CT扫描中,尾状叶与右叶的比例(C/RL)可以用来评估肝硬化的程度,C/RL值大于0.65提示肝硬化可能性大。

7. **门 - 体分流**　可能观察到脐静脉、食管胃底静脉、脾静脉、肾静脉曲张等门 - 体分流的迹象。

■ 肝脏弹性检测对肝硬化的诊断意义

肝脏弹性检测,也称"瞬时弹性成像技术",是一种无创的检查方法,通过测量肝脏的硬度来评估肝脏纤维化的程度。

在肝硬化的诊断中,根据肝脏硬度值,可以将肝纤维化分为不同等级,从而判断是否达到肝硬化的诊断标准。一般认为,肝硬度值大于17.5kPa时,可以诊断为肝硬化。

肝脏弹性检测还可以用于监测疗效及预测预后。要注意的是,检测结果可能受到肝脏炎症、水肿、胆汁淤积等因素影响,因此在有黄疸、腹水的患者中不建议使用。

此外,过度肥胖、肋间隙过小的患者也不建议进行此检测。在一些情况下,如ALT升高或胆红素升高时,检测结果会有一定偏差,需要综合病情考虑。

■ 肝硬化患者的内镜下表现

肝硬化患者进行内镜检查的主要目的是评估是否合并食管胃底静脉曲张,这是肝硬化患者常见并发症之一。如有食管胃底静脉曲张或破裂出血,内镜下可以出现下列征象。

1. 食管静脉曲张 静脉曲张通常表现为食管壁上的蓝色曲张静脉,可能呈现串珠状或螺旋状。

2. 胃底静脉曲张 胃底也可能出现静脉曲张,可能呈现为局部隆起的蓝色结节,有时伴有红色的中央区域,称为"红色征"(red spot sign),这可能预示较高的出血风险。

3. 胃黏膜改变 胃黏膜的充血、水肿或糜烂,胃排空延迟可见胃内充满食物残渣。

4. 其他并发症的内镜下表现 如肝硬化患者可能出现溃疡、出血点等,这些都可能与肝硬化的并发症有关。

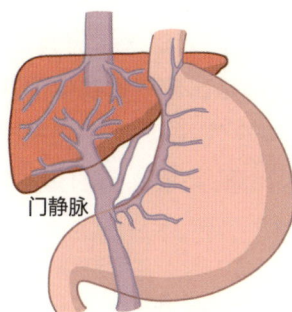

食管胃底静脉曲张

■ 肝脏活组织检查诊断肝硬化的敏感度是多少

肝脏活组织检查作为诊断肝硬化的"金标准",其诊断敏感性存在一定差异。现有研究数据显示,不同文献报道的敏感度存在较大波动,这主要受以下多重因素影响。

1. 技术因素　活检取样技术差异(穿刺针型号及取样方法)、组织标本大小(通常长度 ≥ 1.5cm)、取样部位选择(右叶或左叶)。

2. 个人因素　病理医师经验水平、组织处理质量(固定及染色技术)、诊断标准掌握差异。

3. 患者因素　肝硬化结节分布不均、合并脂肪变或炎症干扰、纤维化分期过渡期(F3 ～ F4)。

肝脏活组织检查安全吗

肝脏活组织检查作为一种侵入性检查,有一定的风险。在操作过程中或者操作完成后可能会引起出血、疼痛、感染、气胸或胆管损伤、肿瘤扩散等并发症。其中出血和疼痛是常见的并发症,这两种并发症可以通过术前完善凝血功能检查、术后及时止血、必要时止痛来预防和管理。感染、气胸或胆管损伤、肿瘤扩散都是比较罕见发生的并发症。为了保证肝脏活组织检查的安全性,临床医生会根据患者的情况评估其必要性和可能的风险,采取一定的预防和保护措施,如采用更细的穿刺针、超声引导、术后预防性止血等。

肝硬化诊断的"金标准"

肝硬化诊断的"金标准"是肝脏活组织检查。通过肝活检,可以在显微镜下直接观察肝脏组织的病理变化,包括弥漫性肝纤维化、假小叶的形成以及肝细胞结节性再生等特征性改变,这些是诊断肝硬化的关键组织学依据。

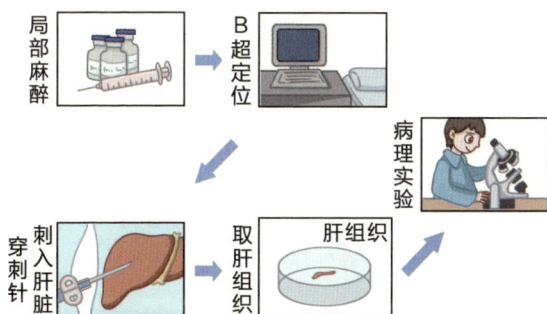

肝硬化的诊断方法

肝硬化的诊断标准

肝硬化临床上可分为代偿期、失代偿期、再代偿期及肝硬化逆转。

一、代偿期肝硬化的诊断依据(满足下列 4 条之一)

1. 组织学符合肝硬化诊断。

2. 内镜显示食管胃底静脉曲张或消化道异位静脉曲张,排除其他非肝硬化性门脉高压。

3. B 超等影像学检查提示肝硬化或门脉高压特征,如脾大、门静脉直径 ≥ 1.3cm。

4. 无组织学、内镜或影像学检查者,以下检查指标异常提示存在肝硬化(需要符合 4 条中的 2 条):① PLT(血小板计数)< 100×10^9/L,且无其他原因可以解释;②血清白蛋白 < 35g/L,排除营养不良或肾脏疾病等其他原因;③ INR(国际标准化比值)> 1.3 或 PT 延长(检测前停用溶栓或抗凝药至少 7 天);④成人 APRI > 2 时具有临床意义(APRI=AST/血小板比率指数,是评估肝纤维化的重要无创指标),需要注意降酶药物等因素对 APRI 的影响。

二、失代偿期肝硬化的诊断依据（同时满足下列 2 条）

1. 具备肝硬化的诊断依据。

2. 出现门脉高压相关并发症,如腹水、食管胃静脉曲张破裂出血、脓毒症、肝性脑病、肝肾综合征等。

三、肝硬化再代偿诊断依据

肝硬化再代偿的临床诊断标准目前尚未完全统一,但学界普遍认可的核心概念为当失代偿期肝硬化患者经过规范治疗后,若能持续保持稳定状态(至少 12 个月)未再出现新的失代偿事件(如腹水、消化道出血、肝性脑病等),同时符合以下特征,可考虑为"再代偿状态"。

1. 临床稳定性 持续 ≥ 12 个月无失代偿事件复发、原有并发症(如腹水)得到有效控制。

2. 功能评估 保留代偿期肝硬化的临床特征、实验室指标维持在相对稳定水平。

四、纤维化肝硬化逆转的标准

Ishak 评分纤维化分期降低 ≥ 1 期,或通过治疗后 P-I-R 分类下降。

肝硬化的治疗

■ 肝硬化可以自愈吗

　　肝硬化一般不会自愈,影响肝硬化预后的危险因素为Child-Pugh分级达到B级或C级、存在上消化道出血、肝性脑病及感染等因素,患者应积极治疗,改善预后,避免疾病进一步发展。

■ 肝硬化能否治愈

　　肝硬化可以被治好,只要做到祛除病因、积极治疗、避免肝硬化的加重因素,肝硬化有一定概率可以被治愈。

　　临床研究表明,肝硬化在特定条件下确实存在逆转的可能。以乙型肝炎肝硬化为例,无论是处于代偿期还是失代偿期,通过规范、持续的抗病毒治疗有相当一部分患者能够逆转,可显著改善食管静脉曲张,甚至使门脉高压逆转。

■ 目前肝硬化的治疗手段有哪些

　　肝硬化需要综合治疗,包括以下治疗措施。

　　1.针对病因治疗　尤其是乙型肝炎病毒、丙型肝炎病毒需要抗病毒治疗,酒精性肝硬化需要戒酒。

2. 营养支持 肝硬化患者合并营养不良时建议进行营养补充。

(1) 热量摄入标准：每日应保证 25～35 千卡/千克体重。

(2) 蛋白质补充要求：每日需摄入 1.0～1.5 克/千克体重。

(3) 饮食调整建议：采用少量多餐的方式，每日可分 5～6 次进食，优先选择优质蛋白（如乳清蛋白）。

3. 限制钠摄制 肝硬化腹水患者应适度限制钠的摄入（每天摄入食盐 5.0～6.9 克），肝硬化腹水患者一般不需要限制水的摄入。

4. 利尿 利尿剂是肝硬化腹水的一线治疗药物，可采用螺内酯单药、螺内酯与呋塞米或托拉塞米联合治疗。

5. 其他并发症的治疗 如腹腔穿刺及补充白蛋白治疗大量腹水、内镜下止血及药物止血、补液治疗食管胃底静脉曲张破裂出血、经验性使用抗生素预防或治疗感染、促进排便预防肝性脑病等。

6. 肝移植 当肝硬化发展到失代偿期，出现以下严重并发症时，肝移植就成为挽救生命的关键治疗选择。食管胃底静脉曲张破裂出血、难以消退的腹水、肝肾综合征、肝肺综合征、反复发作的肝性脑病、慢加急性肝衰竭，或合并原发性肝癌。此时，患者应及时接受肝移植的全面评估。

如何经验性选择治疗肝硬化的方案

1. 病因治疗 其是乙型、丙型肝炎患者进行抗病毒治疗和酒精性肝硬化患者戒酒。

2. 抗炎及抗肝纤维化治疗 肝脏炎症和肝纤维化存在或进展的患者，可考虑给予抗炎及抗肝纤维化治疗。常用的抗炎保肝药物有熊去氧胆酸、甘草酸制剂、双环醇等。

3. 并发症的防治 腹水治疗需要限制盐的摄入、合理应用利尿剂、必要时腹腔穿刺大量放腹水及补充人血白蛋白、经颈静脉肝内门体分流术。消化道出血治疗包括药物治疗、内镜治疗(内镜下曲张静脉套扎术、内镜下曲张静脉硬化剂治疗等)和手术治疗(介入治疗、外科断流或分流手术、肝移植等)。合并感染应立即开始经验性抗感染。门静脉血栓形成治疗需要抗凝、溶栓等。肝性脑病治疗需要针对病因治疗,加强营养,降低血氨(可使用乳果糖、拉克替醇、利福昔明、微生态制剂等)。肝肾综合征治疗包括药物治疗(首选特利加压素联合白蛋白)、肾脏替代治疗、经颈静脉肝内门体分流术及肝移植。肝肺综合征合并低氧血症明显时可给予氧疗。脾功能亢进可以行部分脾动脉栓塞和 TIPS 治疗。

肝硬化的中医治疗手段

1. 代偿期肝硬化肝郁脾虚证推荐方药逍遥散加减、方药茵陈蒿汤加减、方药膈下逐瘀汤加减、方药一贯煎加减、中成药肝爽颗粒、强肝胶囊、当飞利肝宁胶囊、扶正化瘀胶囊、复方鳖甲软肝片、安络化纤丸、和络舒肝胶囊、九味肝泰胶囊、六味五灵片、心肝宝胶囊。

2. 普通型肝硬化腹水推荐五苓散、实脾饮、益气活血方、健脾补肾利水方;顽固型肝硬化腹水推荐徒都子补气汤、滋肾柔肝方;消胀贴和水臌贴等中药敷脐疗法辅助治疗肝硬化腹水。

3. 自发性细菌性腹膜炎推荐血必净注射液。

4. 食管胃静脉曲张破裂出血的一级预防推荐加味瓜蒌散;食管胃静脉曲张破裂出血的二级预防推荐健脾化湿止血方。

5.肝性脑病推荐安宫牛黄丸、醒脑静注射液、新清开方、益气养阴解毒化瘀方、大黄煎剂保留灌肠。

6.肝肾综合征推荐温肾利水方和肾康注射液。

以上治疗方案应用时需要辨证施治。

人工肝治疗是什么

人工肝是通过体外机械、理化和生物装置暂时替代肝脏的部分功能，有效清除肝功能衰竭患者体内有害毒素及炎症介质，补充白蛋白、凝血因子等必需物质，改善紊乱的内环境，从而为肝细胞再生、肝功能恢复或肝移植创造条件。

人工肝治疗的适应人群

1.各种原因引起肝功能衰竭前、早、中期患者；晚期肝功能衰竭患者也可进行治疗，但并发症增多，治疗风险大，患者获益可能减少。

2.终末期肝病肝移植术前等待肝源、肝移植术后出现排异反应、移植肝无功能期的患者。

3.严重胆汁淤积性肝病，各种原因引起的严重高胆红素血症患者。

4.其他疾病，如合并严重肝损伤的脓毒症或多器官功能障碍综合征、急性中毒以及难治性重症免疫性疾病、血栓性血小板减少性紫癜、重症肌无力等。

人工肝的费用

总体的花费在 4 千到 1 万元左右，具体需要根据患者的情况、所用的药物和器械，以及具体复查的结果来决定具体的金额。

人工肝的效益

对于肝功能衰竭患者,人工肝治疗在不同阶段的成本效益存在明显差异。在疾病早期,人工肝治疗往往能有效改善病情,具有较高的性价比;晚期患者人工肝治疗的疗效不明显,且费用高,提示对晚期无肝移植计划患者行人工肝治疗的效益低。

肝硬化手术适应证

患者需要有良好的肝脏储备功能,能够承受手术带来的肝脏损伤。

1. 对于肝癌临床分期为Ⅰa期、Ⅰb期、Ⅱa期肝癌,手术切除是首选适应证。

2. 对于肝癌临床分期为Ⅱb期肝癌,如果肿瘤局限在同一肝段或同侧半肝,或者可同时行术中射频消融处理切除范围外的病灶,推荐行手术切除。

3. 对于肝癌临床分期为Ⅲa期肝癌,如有合并门静脉主干或分支癌栓等情况也可考虑手术切除。

4. 对于终末期肝病或短期内无法避免死亡的患者,肝移植手术是适应证。

需要注意的是,手术前应进行全面评估,包括患者的全身健康状况、肝脏功能、有无腹水、有无肝性脑病、血清胆红素和白蛋白水平以及凝血酶原时间等。此外,术前还应考虑病因、年龄和性别等因素。在实际治疗中,医生会根据患者的具体情况做出是否进行手术的决定。

肝硬化手术的风险和效果

1. 手术风险 肝硬化患者手术风险增加,尤其是当存在急性肝炎或严重慢性肝病时。Child-Pugh 评分和 MELD 评分是评估手术风险的重要工具,高分值提示手术风险高。急诊手术和腹水、肝性脑病、低白蛋白血症等肝硬化并发症与高死亡率相关。腹腔镜手术相比开腹手术具有较低的死亡率,但肝硬化患者腹腔镜胆囊切除术的死亡率仍高于非肝硬化患者。

2. 手术效果 肝切除术对于局限性肝硬化或肝脏肿瘤引起的肝硬化是可行的,可以减轻肝脏负担,改善肝功能。肝切除需考虑肝硬化程度和肿瘤生物学特性,对于肝硬化严重的患者,肝移植可能是更佳选择。对于小肝癌患者,治疗方式的选择(切除、消融、移植)需要综合考虑肝功能、肝脏硬化程度、肿瘤大小和位置等因素。

肝硬化的肝移植适应证

1. 终末期肝病 当肝硬化患者出现一个或多个与门静脉高压或肝功能衰竭相关的并发症,如反复出现食管胃底曲张静脉破裂出血、难以控制的腹水、肝性脑病、严重凝血功能障碍等,应考虑进行肝移植。

2. 生活质量严重下降 包括严重嗜睡、难以控制的瘙痒、严重代谢性骨病、反复发作细菌性胆管炎等情况。

3. 肝脏恶性肿瘤 如肝细胞癌和胆管细胞癌,在没有肝外扩散及大血管侵犯的情况下,可以作为肝移植的适应证。

4. 先天性代谢疾病 如肝豆状核变性、肝内胆管囊状扩张症、糖原累积综合征等,这些疾病在终末期阶段适合用肝移植来治疗。

5. 急性或亚急性肝功能衰竭 由各种原因引起的肝脏疾病发展到晚期危及生命时,肝移植是有效的治疗手段。

6. 非酒精性脂肪性肝炎相关性肝硬化 已成为肝移植最常见的适应证。

7. 其他肝脏疾病 包括硬化性胆管炎、Budd-Chiari综合征、多囊肝、严重的遍及两肝叶的肝内胆管结石等,以及引起急性或亚急性肝功能衰竭的情况。

肝移植的风险和效果

一、肝移植的风险

1. 手术风险 手术本身具有一定的风险,包括出血、感染以及术中可能出现的意外情况。

2. 排斥反应 移植后,患者可能出现排斥反应,这是由于受体免疫系统攻击并使移植的肝脏为外来组织。

3. 感染风险 由于必须使用免疫抑制药物以降低排斥反应,患者可能面临更高的感染风险。

4. 胆管并发症 可能出现胆管并发症,如胆管狭窄或胆管炎。

5. 血管并发症 移植后的肝脏可能发生血管并发症,如血栓形成或血管狭窄。

6. 长期药物副作用 长期服用免疫抑制剂可能导致慢性移植物失功和其他副作用。

7. 肿瘤复发 对于肝癌患者,肝移植后肿瘤复发是一个重要的风险因素。

二、肝移植的效果

1. 生存率　肝移植后的生存率相对较高,根据不同国家和地区的报告,1 年生存率可达 90% ～ 95%,5 年生存率约为75%,并且长期生存率稳定。

2. 生活质量　许多肝移植患者术后能够恢复正常生活,包括工作和家庭活动。

3. 肿瘤治疗　对于肝癌患者,肝移植可以提供根治性治疗,尤其是对于早期肝癌患者,5 年生存率可达到 70% ～80%。

4. 技术成熟　肝移植技术已经非常成熟,手术成功率高,且手术时间缩短,术后并发症可控。

肝硬化患者需要哪些额外治疗

1. 药物剂量调整　由于受损的肝脏无法有效处理药物,如果需要服用经肝代谢的药物,剂量应减少,避免加重肝损害。

2. 并发症治疗　包括针对腹水患者(晚期肝硬化时),饮食应限制钠摄入,使用药物增加尿量排出多余液体,补充维生素治疗维生素缺乏症;针对肝性脑病患者,使用有助于结合肠道内毒素的药物和抗生素;针对消化道静脉曲张出血的患者,使用止血药物等。

3. 内镜下治疗　对于消化道静脉曲张出血患者,可能需要行内镜下绷扎或结扎、内镜下氰基丙烯酸酯注射、气囊闭塞逆行经静脉闭塞术或经颈静脉肝内门体分流术。

4. **衰弱和肌肉减少症的管理**　肝硬化患者应接受教育、激励和行为技能支持,降低营养不良、衰弱和肌肉减少症的发生风险。

5. **营养干预及支持治疗。**

■ 肝硬化是否会复发

肝硬化患者在治疗后,如果病因持续存在或未得到有效控制,如慢性乙型或丙型肝炎病毒感染未得到有效抗病毒治疗,或者继续饮酒、暴露于肝毒性药物或毒素等,肝脏疾病可能会再次恶化。肝硬化的并发症,如腹水、食管胃底静脉曲张破裂出血、肝性脑病等,可能会在治疗后复发。特别是腹水,如果未能有效控制,可能会多次复发,影响预后。

■ 如何预防肝硬化复发

1. **戒烟戒酒**　肝硬化患者应戒烟戒酒,因为酒精会加剧肝脏损害,加快病情发展。吸烟不仅会降低身体免疫力,还会增加肝脏负担,影响药物疗效。

2. **注意休息**　适当的休息有助于肝脏修复,减轻肝脏负担,预防肝腹水的产生。

3. **治疗原发病**　积极治疗和控制导致肝硬化的原发疾病,如病毒性肝炎、酒精性肝病等,是防止病情复发的关键。

4. **预防病毒感染**　预防肝炎病毒感染,如乙型肝炎、丙型肝炎,因为它们是肝硬化的常见病因。

5. **合理的营养支持**　营养均衡是基础如保证碳水化合物、优质蛋白、健康脂肪的合理搭配;维生素补充很重要如及时补充维生素 C 和 B 族维生素。

6. **预防感染** 肝硬化患者抵抗力下降,应注意预防腹膜和其他感染,保持环境卫生。

7. **健康生活方式** 保持健康的生活方式,包括健康饮食和定期运动,限制盐分摄入以减少体液积聚。

■ 我国应该采取何种措施降低肝硬化发病率

1. **加强公众健康教育** 通过媒体、社区活动和学校教育等多种渠道,普及肝脏健康知识,提高公众对肝硬化及其危险因素的认识。

2. **推广疫苗接种** 加强乙型肝炎疫苗的普及和接种工作,减少因病毒感染导致的肝硬化。

3. **控制酒精消费** 通过立法限制酒精销售和广告,提高酒精税,以及开展酒精危害的公众教育,减少酒精相关性肝硬化的发生。

4. **改善饮食习惯** 鼓励健康饮食,减少高糖、高脂肪食物的摄入,预防非酒精性脂肪性肝病的发生,从而降低肝硬化的风险。

5. **加强慢性疾病管理** 对于已知的慢性肝病患者,如慢性丙型肝炎患者,提供规范的抗病毒治疗和管理,防止疾病进展为肝硬化。

6. **提高肝病筛查和早期诊断** 通过定期体检和针对性筛查,早期发现肝脏疾病,及时干预,防止肝硬化的发展。

7. **改善生活方式** 推广健康生活方式,包括适量运动、戒烟、限酒等,减少肥胖和相关代谢性疾病的发生,从而降低肝硬化的发病率。

肝硬化患者的注意事项

■ 肝硬化患者可以运动吗

肝硬化患者是可以进行适度运动的,但必须根据个人的肝功能状态、体力情况以及医生建议来选择合适的运动方式和强度。

对于处于代偿期的慢性肝病患者,规律的运动不仅安全,更能带来多重益处。对于疾病晚期患者,应在医生指导下制订专属运动计划。该计划可能包括低强度活动,如步行或游泳,以及保持肌肉质量的阻力训练。

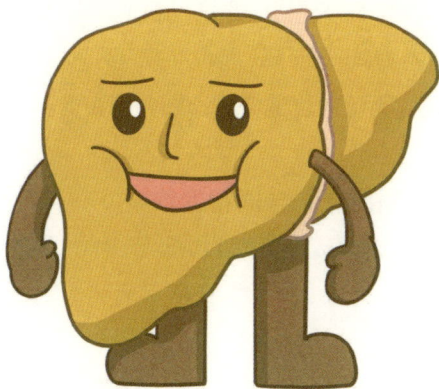

肝硬化患者可以进行适度运动

肝硬化患者的饮食有无禁忌

肝硬化是一种长期容易发展为营养不良、肌肉减少症和脆弱性的疾病。该人群的营养不良归因于不同因素的相互作用，包括代谢改变、饮食摄入不足、代谢亢进和全身炎症导致的能量需求增加、微量营养素缺乏和荷尔蒙失衡导致的厌食症等。营养不良在肝病患者中不仅是常见并发症，更是推动疾病进展的重要"帮凶"。其对患者预后和并发症的直接影响已得到广泛认可。

1. 减少蛋白质的摄入量，但要保证足够的营养供应 建议选择低脂肪、高纤维素、易消化的蛋白质类食物，如鸡蛋、鱼豆制品、牛奶、低脂乳制品等，维持蛋白质代谢平衡。

2. 限制盐的摄入 建议使用低钠盐或无钠盐代替普通食盐，避免食用高盐食品，如腌制、腌渍、罐头等。

3. 控制糖的摄入。

4. 多给予维生素类、易消化且微量元素丰富的食物 由于肝硬化患者肝脏受损，肝脏对营养物质的消化、吸收和代谢能力均会下降，因此需要多吃易消化且含有足够维生素和微量元素的食物来减轻肝脏负担，并帮助肝脏修复。

5. 避免饮用酒精和含酒精的饮料 肝硬化导致肝功能严重受损从而无法有效地代谢和排毒，而饮酒会对肝脏造成进一步的伤害。另外，酒精本身也具有毒性，会导致其他健康问题。

6. 避免食用过硬、油腻食物以及辛辣、刺激性强的食物 这些食物会增加肝脏负担，加重疾病的进展和症状。

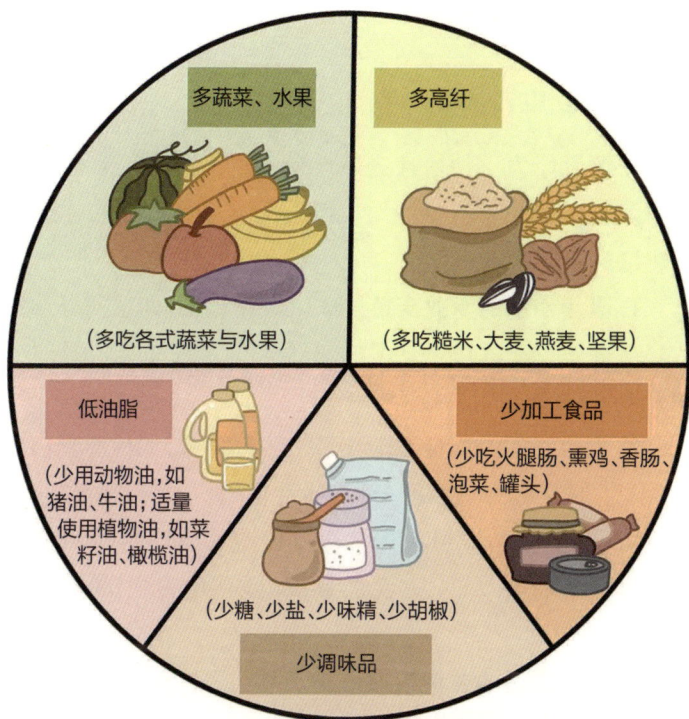

多蔬菜、水果

（多吃各式蔬菜与水果）

多高纤

（多吃糙米、大麦、燕麦、坚果）

低油脂

（少用动物油，如猪油、牛油；适量使用植物油，如菜籽油、橄榄油）

少调味品

（少糖、少盐、少味精、少胡椒）

少加工食品

（少吃火腿肠、熏鸡、香肠、泡菜、罐头）

肝硬化患者的饮食推荐

■ 肝硬化患者是否可以正常工作

肝硬化通常是因病毒性肝炎、酒精性肝炎、寄生虫感染等情况造成肝功能异常后，逐渐发展而成的，该疾病可分为代偿期和失代偿期。若肝硬化患者处于代偿期，无明显症状，没有对日常生活造成不良影响，一般可以正常上班，但需要注意避免过度劳累。如果肝硬化患者处于失代偿期，因病情逐渐发展已经出现消瘦、乏力、不规则低热、下肢水肿等症状，通常不可以正常工作，因为此时表示肝功能已经受到严重损害,应注意充分休息。

■ 肝硬化患者:科学应对疾病变化

肝硬化作为一种慢性进展性疾病,需要患者、家属和医疗团队共同协作来科学应对。以下从多个维度为您提供专业建议。

1.医疗团队的专业支持 优化诊疗方案,如定期复诊评估病情进展。遵医嘱规范用药,避免自行调整剂量。及时处理并发症(如腹水、肝性脑病等)。

2.生活管理的黄金法则 科学饮食管理,如优质蛋白优先、限盐、戒酒禁烟,避免坚硬刺激性食物。倡导动静结合的生活方式,如代偿期患者保持适度运动(散步和打太极拳),失代偿期以休息为主,避免劳累,保证充足睡眠,午间适当小憩。

3.心理调适的关键策略 建立对疾病特点的正确认知,避免过度恐慌。培养兴趣爱好转移注意力、加入病友互助小组分享经验。家属应学习基本护理知识、创造轻松愉快的家庭氛围。

■ 肝硬化患者的心理支持:走出恐惧,重拾健康生活

一、心理支持

心理支持是肝硬化患者治疗过程中必不可少的一部分。以下是一些为肝硬化患者提供心理支持的建议。

1.建立良好的医患关系 医生与患者之间建立良好的信任关系是进行心理支持的基础。医生应主动与患者沟

通,了解其病情和心理状态,为其提供个性化的心理支持方案。

2.定期进行心理评估 定期进行心理评估有助于及时发现肝硬化患者的心理问题。医生可以通过评估结果了解患者的心理状况,为其提供相应的心理支持措施。

3.提供认知行为疗法 认知行为疗法可以帮助肝硬化患者调整心态,减轻焦虑和抑郁症状。医生可以引导患者认识并改变消极的思维模式和行为习惯,以建立积极的心理状态。

4.鼓励患者参与社交活动 参与社交活动有助于肝硬化患者减轻孤独感,提高生活质量。医生可以鼓励患者参加病友交流会、康复讲座等活动,以便他们相互鼓励、分享经验。

5.提供家庭支持 家庭支持对肝硬化患者的心理健康至关重要。医生应与患者家属沟通,为其提供相关的心理指导和支持,帮助家属更好地照顾患者。

二、关怀服务

关怀服务是针对肝硬化患者的全方位护理,旨在提高其生活质量。以下是一些为肝硬化患者提供关怀服务的建议。

1.提供疼痛管理 疼痛是肝硬化患者常见的症状之一。医生应评估患者的疼痛程度,并为其提供相应的疼痛管理措施,如药物治疗、物理治疗等。

2.营养支持 肝硬化患者往往存在营养不良的问题,因此营养支持是关怀服务的重要内容之一。医生可以为患者提供个体化的营养计划,指导其合理膳食,保证摄入充足的营养。

3. 预防感染 肝硬化患者容易并发感染,因此预防感染是关怀服务的重点之一。医生应指导患者注意个人卫生、预防口腔感染等,并为其提供相应的抗生素治疗。

4. 定期随访 定期随访有助于及时发现肝硬化患者的病情变化。医生应定期与患者沟通,了解其病情进展、心理状态等,为其提供相应的指导和支持。

5. 提供康复指导 康复指导可以帮助肝硬化患者逐渐恢复身体功能。医生可以为其提供相关的康复建议和锻炼计划,指导患者进行适当的身体活动和锻炼。

6. 情绪疏导 情绪疏导可以帮助肝硬化患者缓解焦虑、抑郁等不良情绪。医生可以为其提供情绪疏导的方法和技巧,如放松训练、冥想等,以帮助患者更好地应对心理压力。

7. 健康教育 健康教育有助于提高肝硬化患者对疾病的认识和自我管理能力。医生可以为其提供相关的健康教育资料和讲座,帮助患者更好地了解自己的病情和治疗方案。

战胜肝硬化的五大策略

1. 保持积极的心态 得知自己患有肝硬化后,很多人都会感到震惊和恐惧。但是,保持积极的心态对于抗击疾病非常重要。家属和亲友也应该给予患者关爱和支持,帮助他们渡过难关。积极的心态不仅有助于提高患者的治疗效果,还能在一定程度上减轻痛苦,延长生命。

2. **及时就医** 一旦确诊肝硬化,应立即寻求专业医生的帮助,并制订适合的治疗方案。治疗方法包括手术治疗、化疗、放疗、靶向治疗等。患者应遵循医生的建议,积极配合治疗,定期与医生沟通,了解自己的病情和治疗进展,以便随时调整治疗方案。

3. **注意生活习惯** 保持良好的生活习惯有助于抗击肝硬化。平时要注意饮食平衡,多吃蔬菜水果,少吃油腻、辛辣、刺激性食物。同时,要保证充足的睡眠,避免过度劳累。此外,酗酒、吸烟等不良习惯也可能增加患肝硬化的风险,应尽量避免。

4. **适度锻炼** 在身体条件允许的情况下,进行适度的运动,如散步、慢跑、瑜伽等。锻炼有助于提高身体免疫力,增强抗病能力。但要注意避免剧烈运动,以免加重病情。

5. **定期复查** 肝硬化患者在治疗过程中应定期复查,以便及时发现病情的变化,并调整治疗方案。复查项目应包括肝脏超声、甲胎蛋白、CT 或 MRI 等检测。此外,如果出现腹胀、疼痛、黄疸等症状,也应及时就医。肝硬化患者在抗击疾病的过程中,不应将自己孤立起来,应与家人、朋友保持联系,参加社交活动,有助于缓解心理压力,增强对抗疾病的信心。社会支持也是抗击疾病的重要组成部分,患者应该积极参与,以获得更多力量与关爱。

乙型肝炎患者如何避免肝硬化的发生

乙肝病毒感染是导致肝硬化的主要危险因素之一,但通过科学管理可以有效降低风险。以下是乙型肝炎患者预防肝硬化的关键措施。

一、规范抗病毒治疗

1. 及时启动治疗 符合治疗指征者应尽早开始抗病毒治疗（如恩替卡韦、替诺福韦等）；定期监测 HBV DNA 和肝功能指标。

2. 坚持长期用药 严格遵医嘱服药，不可擅自停药；每 3～6 个月复查病毒载量和肝脏弹性检测。

二、生活方式优化

如绝对戒酒、营养管理、适度运动。

三、定期进行医学监测

1. 必查项目 每 6 个月检查一次肝功能（包括 ALT、AST、总胆红素、白蛋白等指标），HBV DNA 定量检测（评估病毒复制活跃程度），甲胎蛋白。每年进行一次肝脏超声检查（观察肝脏形态、结构变化）和肝脏弹性检测（评估肝纤维化程度）。

2. 警惕早期纤维化 出现乏力、食欲减退等症状及时就医；纤维化扫描（FibroScan）值 ≥ 7.4kPa 应重视。

乙型肝炎患者的家庭成员如何避免传染

1. 需要警惕乙型肝炎病毒交叉感染 乙型肝炎病毒具有家族聚集性，凡是有乙肝病毒携带者的家庭，患有乙型肝炎的发生率会高达 3 倍以上。尤其是乙肝病毒携带者的日常用品具有一定的污染性，如牙刷、牙杯、奶瓶、剃须刀、马桶坐垫等。家人之间不能共用毛巾以及浴盆、牙刷和剃须刀，做到专人专用，夫妻双方性生活时戴避孕套。

2.要了解乙型肝炎传播途径　乙型肝炎病毒主要通过性行为、血液和母婴传播。凡是家庭里面有乙型肝炎患者,家庭成员应该及时去医院做乙肝两对半检查,主要看一看是否已经受到感染,若是检查结果显示"小三阳"或者"大三阳",说明已经受到了感染。若是还没有出现症状,则说明是乙型肝炎病毒携带者,此类人群应该严格按照医嘱用药。乙型肝炎病毒抗体呈现阳性,说明以前接种过乙肝疫苗,具有很强的免疫力。乙型肝炎病毒检测呈现阴性,可通过注射乙肝疫苗的方法来防止病情入侵,乙肝疫苗保护时间能长达5年以上,但要定期去医院做抗体滴度检查。

3.要做好相应的消毒

(1)高温消毒:耐热物品应煮沸20分钟(水开后计时)、衣物床单使用60℃以上热水洗涤。

(2)化学消毒

1)表面消毒:使用含氯消毒剂(如84消毒液)擦拭。

2)呕吐物/血液污染:立即用漂白粉覆盖消毒(比例1:5)两个小时后清除。

(3)特殊处理:废弃医用材料在密封后按医疗废物处理;被血液污染的纸巾等,建议焚烧处理。

健康人群如何预防肝硬化的发生

1.预防病毒感染　肝炎病毒感染是引发乙型、丙型肝炎的主要原因,而部分肝炎会发展成肝硬化,形成病毒性肝炎肝硬化疾病。因此预防肝炎病毒感染能够有效预防肝硬化。具体的预防措施,包括在日常生活中保证水源、食品的干净卫生,减少与肝炎患者接触,切断传染源,避免发生病毒感染。一旦发现患有肝炎疾病,更要及时做好治疗措施,预防病情加重引发肝硬化。

2. 少喝酒 长期喝酒会增加肝脏代谢压力,酒精中毒更会引发肝损伤,所以说酒精摄入量过多是引发肝硬化的又一重要因素。要想有效预防肝硬化,一定要做到减少酒精摄入量。如果已经患上肝硬化,更应该戒酒,否则会严重影响治疗效果,导致肝硬化病情加重。

3. 加强营养 由于饮食不均衡或者先天体质因素,引发营养障碍,就会让身体无法补充充足的营养成分,身体各个部位会出现明显的功能下降,而肝脏代谢能力下降,抗病毒抗感染功能衰退,更容易引发肝脏细胞病变,出现肝硬化。为了有效预防这种原因引发的肝硬化,就需要调整饮食结构,多吃营养丰富易消化的食物,增加营养物质吸收,增强身体功能,以此来改善肝脏代谢能力,起到补肝护肝的作用。

4. 预防血吸虫病 血吸虫病是一种慢性寄生虫疾病,我国主要以日本血吸虫较为常见,粪便中常含有血吸虫活体,可通过皮肤、黏膜接触感染,一旦患上血吸虫病,体内会聚集虫卵,容易刺激结缔组织,引发血吸虫病肝硬化。因此,血吸虫病盛行地区或者疫区人群一定要注意防护,做好个人卫生,预防患病。

引发肝硬化的原因还有很多,如工业毒物、药物、循环障碍、代谢障碍等都会容易损伤肝细胞,引发肝硬化。因此,人们在日常生活中一定要更了解这种疾病的诱因,避免不良因素,做好疾病预防措施。一旦患病,更应该及时做好治疗措施,避免病情发展进入失代偿期,导致病情难以控制,损害患者生命安全。

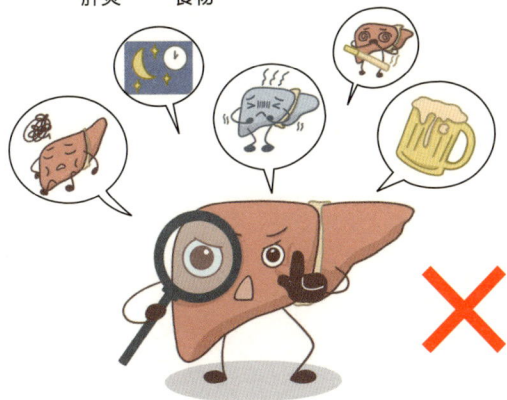

预防肝硬化